ASSOCIATION FRANÇAISE

POUR

L'AVANCEMENT DES SCIENCES

CONGRÈS DE NANTES

1875

M

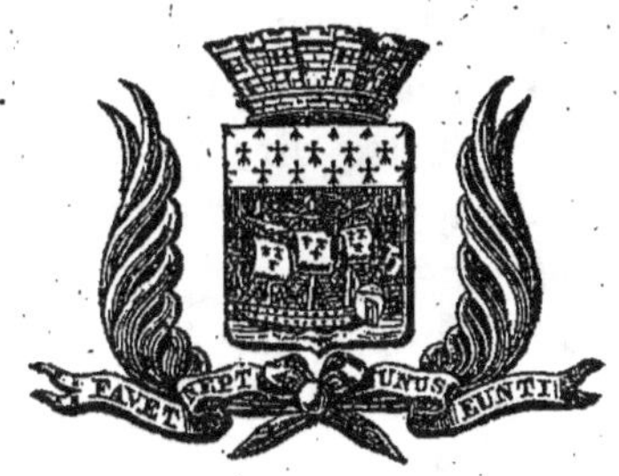

PARIS

AU SECRÉTARIAT DE L'ASSOCIATION

76, rue de Rennes.

ASSOCIATION FRANÇAISE

POUR L'AVANCEMENT DES SCIENCES

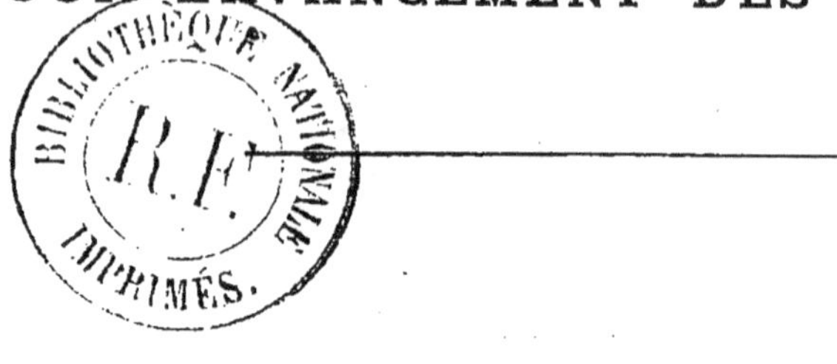

M. LE Dr E. LEUDET

Directeur de l'École de Médecine de Rouen, membre correspondant
de l'Académie de Médecine.

ÉTUDE CLINIQUE DES ÉPANCHEMENTS ABONDANTS DE LA PLÈVRE
DANS LA TUBERCULISATION PULMONAIRE

— *Séance du 26 août 1875.* —

L'inflammation de la plèvre est une des complications les plus commu-
nes de la tuberculisation pulmonaire. La fréquence extrême d'une
lésion appartenant à une maladie dont nous pouvons chaque jour étudier de nombreux exemples pourrait faire supposer que la science n'a
plus rien à rechercher dans cette direction. Malheureusement, cette
maladie nous offre encore aujourd'hui plus d'un point mal déterminé
ou incomplétement élucidé.

La pleurésie, chez les tuberculeux, doit être étudiée à bien des points
de vue différents ; elle présente un double intérêt scientifique et pratique, soit qu'on l'envisage en elle-même, soit qu'on l'étudie dans ses
rapports avec la tuberculisation pulmonaire.

Quand on aborde l'étude analytique d'un nombre considérable de
faits cliniques, qui doivent servir à ces discussions et fournir les éléments
de conclusions, de déductions thérapeutiques, on constate qu'une des plus
grandes difficultés de la question dépend de la multiplicité des formes des
deux lésions, de la phlegmasie de la plèvre et de la tuberculose. Je n'entends pas uniquement les formes anatomiques, la tuberculisation miliaire, l'infiltration jaune ou caséeuse, et l'ulcération du poumon,
j'entends surtout ces variétés nombreuses de formes cliniques, soit

spontanées, soit héréditaires , dépendant de telle ou telle diathèse. Je ferai remarquer, cependant, qu'un grand nombre de ces formes appartiennent plutôt à la pathologie qu'à la clinique, et que souvent le médecin praticien se trouverait fort embarrassé de rapporter rigoureusement un cas de tuberculose pulmonaire à une diathèse déterminée. J'ai commencé des études cliniques sur ce sujet, et, sans être arrivé à un résultat complet, j'ai pu déjà entrevoir que mes opinions ne seront pas aussi catégoriques que celles de quelques-uns de mes confrères.

Relativement au sujet qui m'occupe ici, je dois surtout signaler une grande variété dans l'évolution de la tuberculisation pulmonaire, variété qui exerce une influence réelle sur les formes, la marche et l'issue de la pleurésie intercurrente. La tuberculose pulmonaire est, chez certains individus, la seule expression locale de la diathèse ; chez d'autres, elle coïncide avec la présence d'un produit morbide, identique dans un grand nombre d'organes plus ou moins importants : en un mot, la tuberculose est, ou bien pulmonaire locale, ou bien généralisée. Envisagée au point de vue de son évolution, la tuberculose peut être régulièrement ou irrégulièrement progressive ; le premier cas est même le plus commun, et Laennec disait déjà que la tuberculose se faisait souvent par poussées successives. L'intervalle de ces poussées, de ces arrêts du processus morbide sont plus ou moins longs. Chaque clinicien constate ces variations ; il les indique, mais ne les explique pas. Ainsi donc il est constant que l'évolution de la tuberculose pulmonaire présente des divergences considérables quand elle progresse seule.

Les phlegmasies de la plèvre ne sont pas moins variables dans leurs formes anatomiques, dans leur évolution et leur durée, depuis cette forme que l'on a désignée sous le nom d'*hydrothorax aigu* jusqu'à la pleurésie sèche très-limitée, l'une provoquant presque à l'improviste les accidents les plus redoutables ; l'autre, d'une évolution lente, latente, ignorée souvent du médecin et du malade, et constatée uniquement après la mort.

Dans l'étude que j'entreprends, il me faut donc scinder mon sujet et tenir compte, autant que possible, des variétés morbides.

Mes recherches sont basées principalement sur mon expérience personnelle ; les notes recueillies sur tous les tuberculeux de ma division d'hôpital depuis vingt ans en sont les principaux éléments. J'ai fait, dans cet espace de temps, 826 nécroscopies de tuberculose pulmonaire ; le total des faits recueillis est de près de 2000 observations. J'ai pu suivre un certain nombre de tuberculeux pendant une série d'années, et j'ai cherché à mettre à profit cet avantage précieux de la pratique hospitalière de province.

Cette circonstance me permet donc de formuler des résultats numériques sur un ensemble de faits assez considérable. Je regrette, il est vrai, que ces preuves ne soient pas encore plus probantes par leur multiplicité, elles auront au moins le mérite de l'exactitude, et permettront à mes confrères de contrôler mes conclusions, de les accepter ou de les combattre.

Les épanchements de la plèvre que l'on rencontre dans la tuberculose pulmonaire, peuvent remplir toute la cavité thoracique, ou uniquement une partie, ils peuvent être simplement séreux, plus ou moins pseudo-membraneux, purulents ou sanguinolents. A côté de ces variétés qui feront le sujet de mes recherches, il existe encore des pleurésies sèches, constituées par un dépôt de pseudo-membranes plus ou moins molles, avec une quantité minime de liquide ; d'autres fois, l'épanchement est séreux double, et dépend, ou d'une cachexie séreuse ultime, ou d'une albuminurie intercurrente. La pleurésie sèche ne donne lieu qu'à peu de considérations cliniques, elle est souvent méconnue du médecin et du malade ; l'hydropisie par cause générale n'appartient pas aux accidents propres de la plèvre, elle dépend plutôt de la complication que je viens de nommer. Je laisse donc de côté ces deux dernières variétés, pour étudier plus spécialement les épanchements liquides de la plèvre, se développant dans la tuberculisation pulmonaire.

Ces épanchements sont au nombre de 100 ; chez 11 malades, j'ai constaté, après la mort, un hydrothorax unilatéral, sans hydropisie générale. Chez 22 malades, le liquide remplissait toute la plèvre ; sur ces 22 cas, il était 18 fois pseudo-membraneux et 4 fois purulent ; 54 fois, j'ai rencontré une pleurésie pseudomembraneuse partielle, 6 fois une pleurésie enkystée avec fausses membranes ; 5 fois une pleurésie purulente partielle, et 2 fois une pleurésie hémorrhagique.

La distinction entre l'hydrothorax aigu occupant toute une plèvre, sans symptômes d'hydropisie générale et l'épanchement pseudomembraneux, offre une difficulté réelle de diagnostic ; aussi parmi les tuberculeux dont l'épanchement de la plèvre s'est terminé par la guérison, y en a-t-il quelques-uns dont l'épanchement était purement séreux. Je serais d'autant plus porté à le soupçonner que l'un des tuberculeux guéri d'un épanchement de toute une plèvre, présenta, quelques années plus tard, un nouvel épanchement, et qu'un autre fut atteint ultérieurement d'un hydropneumothorax ; cela pourrait me faire supposer que l'épanchement primitif était peu riche en fibrine, puisqu'il n'avait pas provoqué d'adhérences suffisantes des 2 feuillets de la plèvre pour empêcher un nouvel épanchement de liquide.

Chez tous les malades qui ont présenté après leur mort un hydrothorax assez considérable, 9 sur 11 présentaient une tuberculisation pulmonaire déjà parvenue à la période d'excavation ; un seul présentait des tubercules étendus aux deux sommets, en partie miliaires grisâtres unis à des masses jaunâtres d'infiltration caséeuse ; enfin chez une femme de 63 ans, qui succomba avec un hydrothorax considérable de la plèvre droite, le sommet des deux poumons présentait des tubercules grenus et des masses crétacées. Ces malades étaient donc presque tous déjà parvenus à une période cachectique ; enfin un malade n'avait que les lésions d'une tuberculose arrêtée. Ce fait n'étonne nullement ceux qui ont suivi jusqu'à l'époque de leur mort les individus dont la tuberculose a progressé lentement, ou même s'est arrêtée. Ces individus succombent fréquemment sous l'influence d'une cause légère, et les accidents de cachexie séreuse sont souvent l'indice de la terminaison de la vie.

On pourrait invoquer pour résoudre cette question de la fréquence relative de l'hydrothorax unilatéral et de la pleurésie abondante dans la tuberculose, la nature du liquide obtenu par la thoracentèse. Ces faits indiquent que le liquide évacué est souvent très-pauvre en fibrine, aussi a-t-il fait donner à cette variété d'épanchement le nom d'hydrothorax aigu.

Il faut remarquer toutefois que le liquide évacué par la thoracentèse n'entraîne pas toujours des pseudomembranes, quand il en existe sur un des feuillets des plèvres.

Les épanchements purulents sont beaucoup moins fréquents que les pseudomembraneux ; j'ai vu 4 fois seulement le liquide purulent remplir tout un côté du thorax chez un tuberculeux. Ces épanchements purulents ne succédaient pas à des collections primitivement pseudomembraneuses ; si je m'en rapporte à l'anamrèse, l'empyème chez les tuberculeux survient assez rapidement, et comme je le dirai plus loin, n'offre pas de symptômes capables de le faire distinguer facilement de l'épanchement pseudomembraneux.

Dans les faits que je viens d'analyser, le liquide remplissait la totalité, ou la presque totalité d'une plèvre ; il est beaucoup plus fréquent de rencontrer des pleurésies partielles ; dans ces cas l'épanchement pseudomembraneux est libre dans la cavité pleurale, d'autres fois l'épanchement est enkysté ; la pleurésie purulente partielle, beaucoup plus rare dans la tuberculose pulmonaire, est ou libre, ou enkystée.

Trousseau et M. Béhier ont indiqué la fréquence beaucoup plus grande de la pleurésie tuberculeuse abondante du côté droit, que du côté gauche. Les 22 faits recueillis par moi se divisent en 11 pleurésies droites et 11 pleurésies gauches. Je ne conclurai rien autre de ces observations qu'il faut, avant de formuler une opinion catégorique, réunir un nombre d'observations plus considérable.

L'état du poumon des malades, présentant ces épanchements considérables, est loin d'être comparable dans tous les cas. M. Pidoux (*Actes de la Société méd. des hôpitaux*, sér. I, fasc. 1, p. 102, 1850), écrivait : — « Il a longtemps qu'on a dit que la pleurésie latente était fort souvent déterminée par des tubercules. C'est une des nombreuses variétés de la phthisie pulmonaire. On n'observe guère cette espèce d'épanchement dans la phthisie commune. Presque toujours, il annonce l'existence de tubercules miliaires disséminés, dont quelques-uns situés à la surface du poumon, ou sous la plèvre, y ont excité l'hydrothorax avec des accidents inflammatoires variables, mais généralement assez obscurs. » — Cette opinion, qui a été adoptée par beaucoup d'auteurs, ne me semble pas prouvée par la clinique. Wintrich (*Virchow's handb. der path.*, v. V, p. 290, 1857) écrivait que les pleurésies abondantes surviennent quelquefois lorsque la tuberculose pulmonaire est arrivée à la période d'excavation. Dans ma thèse inaugurale (*Recherches cliniques sur la phthisie aiguë chez l'adulte*, Paris, 1851, p. 15), j'indiquais la rareté des épanchements de la plèvre dans la tuberculose miliaire du poumon, abstraction faite des tubercules miliaires étendus des plèvres.

L'examen sthéthoscopique des poumons pendant la vie n'est pas toujours un moyen certain de nous indiquer exactement l'étendue et le degré du dépôt tuberculeux. La compression du parenchyme, la présence de fausses membranes, les altérations provoquées par l'épanchement dans l'élasticité du poumon, modifient profondément les signes stéthoscopiques de la tuberculose, tels qu'on les entend lorsque la plèvre est vide ou qu'elle ne contient qu'une quantité minime de liquide.

La mort de quelques-uns de mes malades, dans la durée de la pleurésie à sa période d'état, ou dans un état de résolution très-incomplet, lorsque le liquide remplissait encore la 1/2 ou les 2/3 de la plèvre, m'a permis de constater l'état du poumon. Dans ces cas, dans près de la moitié, la tuberculose était parvenue à un degré avancé, comme le témoignait la présence d'une caverne au sommet d'un des poumons, mais toujours la caverne offrait les caractères d'une destruction ancienne. Un seul malade sur 7, qui ont succombé dans ces conditions, présentait des tubercules miliaires et jaunes, épars jusqu'aux deux bases. Chez 2 autres malades, l'étendue du semis tuberculeux en petites masses miliaires et jaunes, coïncidait avec une généralisation du tubercule dans d'autres organes, les reins, la rate, etc. Chez la plupart de ces malades, l'existence des masses crétacées, de points de phlegmasie chronique au sommet, témoignait de la succession de plusieurs poussées tuberculeuses.

Je crois donc que les épanchements occupant toute une plèvre ne se rencontrent pas exclusivement chez les individus dont les poumons sont criblés de tubercules miliaires, on les observe à tous les degrés de la maladie ; cependant presque tous les poumons des malades qui succombent dans le cours de cette variété de pleurésie, offrent les traces de plusieurs poussées tuberculeuses ; en effet, sur un même poumon on constate l'existence de cavernes, de petites masses tuberculeuses jaunes, de masses crétacées, de tubercules enveloppés dans une zone de phlegmasie chronique du poumon.

L'étendue de la lésion tuberculeuse du poumon ne paraissait pas chez mes malades être la cause d'appel de la pleurésie. En effet, dans tous les cas que j'ai observés, à l'exception d'un seul, le poumon, du côté de l'épanchement, était atteint de tubercules dans une étendue moindre que le poumon du côté opposé. On pourrait objecter que si j'ai trouvé moins de tubercules dans le poumon qui plongeait dans le liquide, c'est que la compression du parenchyme pulmonaire a empêché le développement des tubercules, tandis que le parenchyme du côté opposé libre de toute compression, a vu la tuberculose se développer sans entraves. Je crois ce raisonnement très-plausible, et l'influence préventive de l'épanchement considérable sur le développement des tubercules dans la partie comprimée me paraît probable. Ce qui était très-remarquable dans la plupart des cas, c'était la prédominance de la tuberculose à un degré d'évolution avancé dans le sommet du poumon comprimé.

Si les résultats d'autres observateurs concordent avec les miens, on pourra en tirer une déduction appliquable au diagnostic. Il faudrait en effet attacher une grande importance à l'intégrité absolue du poumon du côté opposé à l'épanchement. J'ai dit plus haut combien diverses conditions locales rendaient difficile l'appréciation exacte par l'auscultation de l'état du poumon du côté de l'épanchement ; l'intégrité du poumon du côté opposé à la pleurésie pourrait rendre très-probable que la maladie n'est pas de nature tuberculeuse.

J'attache d'autant plus d'importance à cet examen du poumon du côté opposé à l'épanchement, que la tuberculose pulmonaire présente dans ces cas, peu de symptômes généraux. Pidoux l'a dit très-justement (*Actes de la Soc. méd. des hôpit.*, sér. I, fasc. 1, p. 102, 1850). Si ces sortes d'épanchements se liaient à la phthisie vulgaire, celle-ci étant caractérisée par des signes très-concluants, il serait impossible d'errer sur la nature secondaire de l'hydrothorax. Mais cette variété de la tuberculisation pulmonaire, qui produit les épanchements dont je parle, manque le plus souvent de signes physiques. Les hémoptysies y sont moins fréquentes que dans la phthisie commune. Les autres caractères de cette maladie, qu'on nomme rationnels, sont aussi beaucoup moins accusés, ils vont même quelquefois jusqu'à se confondre avec ceux qu'on observe chez la classe de sujets qu'atteint plus particulièrement la pleurésie latente. J'en conclus qu'on est exposé, par la force des choses, à ne pas toujours pouvoir prononcer sur la question de savoir si, dans tel cas, il y a ou il n'y a pas quelques tubercules, et si l'épanchement n'appartient pas à une phthisie irrégulière.

Il est fort difficile pour un observateur qui constate l'existence d'une pleurésie purulente chez un tuberculeux, de déterminer d'une manière précise si l'épanchement est devenu purulent plus ou moins longtemps après son début. Chez deux malades atteints de cette forme d'épanchement, j'ai pu faire remonter le début de l'épanchement à 3 ou 4 mois. Le début de l'affection est d'autant plus incertain, que ces épanchements purulents ne s'accompagnent pas des signes rationnels, qui permettent, au moins dans quelques cas, de soupçonner la nature de l'épanchement. Cet état latent des signes de l'épanchement purulent est réel, aussi bien quand le liquide remplit toute la plèvre, que lorsqu'il est limité à une partie de son étendue.

L'épanchement purulent de la plèvre n'occupe pas en général le côté du thorax correspondant au poumon où la tuberculose offre le maximum, par son étendue et le degré de son évolution. Dans ce cas encore, j'ai trouvé, après la mort, le summum de la lésion pulmonaire du côté opposé à l'épanchement. Hoppe (*Memorabilia,* l. 7, p. 160. — *Virchow's und Hirsch's Iahresb,* 1867, v. II, p. 116) a décrit un cas de tuberculose pulmonaire dans lequel le poumon droit était seul malade et présentait des cavernes volumineuses. Le poumon gauche, au contraire, comprimé par l'épanchement purulent qui fut évacué par la ponction, était dans un état complétement normal. Le fait démontre que ce n'est pas l'irritation provoquée directement par la tuberculose pulmonaire qui détermine la formation de l'épanchement purulent.

Les malades atteints de tubercules subissent, comme tous les individus atteints d'une affection débilitante, la prédisposition aux phlegmasies secondaires. Ces inflammations se produisent dans le péritoine, dans les méninges, et, comme chez tous les malades, plus encore dans les plèvres, lors même que ces membranes séreuses ne présentent pas elles-mêmes de dépôt de tubercules dans leur épaisseur. Cet appel aux inflammations secondaires à distance, n'est pas exclusivement l'effet de la tuberculose ramollie ou excavante ; des tubercules miliaires seuls, constituant pendant des mois et même une année, la seule lésion du poumon, peuvent en être la cause première.

J'ignore pourquoi la tuberculose du poumon provoque, dans certains cas, le développement d'un épanchement pleural qui conserve long-

temps ses caractères de produit pseudo-membraneux, tandis que chez
d'autres malades, il devient rapidement purulent.

En parcourant les observations de pleurésies partielles chez les tuberculeux, je constate également que la plèvre s'enflamme, surtout
dans la période ultime; que dans la tuberculose miliaire aiguë, elle
existe surtout lorsque la tuberculose miliaire est généralisée, mais
qu'elle n'est pas fréquente chez les tuberculeux dont le produit morbide
subit un ramollissement progressif.

*Marche et issue des épanchements abondants de la plèvre chez les
phthisiques.* « Il y a chance, dit M. Moutard-Martin (*Bullet. et mém.
de la Société médicale des hôpitaux de Paris, sér. 2, v, I, p. 80,
1864*), pour que la plupart des cas de pleurésie où l'épanchement est
lentement progressif..... soient des pleurésies de phthisiques. En effet,
la pleurésie chez les tuberculeux n'emplit pas une plèvre aussi rapidement que chez les individus dont les poumons sont indemnes de toute
lésion. Les symptômes généraux et locaux ne diffèrent guère dans ces
deux ordres de cas. J'ai constaté, comme M. Pidoux, que les hémoptysies manquaient en général dans leurs antécédents. Les pleurésies
occupant toute une plèvre, et même une partie considérable de cette
cavité, ont été proclamées très-graves. Louis (*Phthisie*, p. 332, 2ᵉ éd.,
1840) s'exprimait ainsi à cet égard : « Tandis que la pneumonie déve-
loppée dans le cours encore peu avancé des tubercules pulmonaires,
guérissait presque constamment, la pleurésie guérissait rarement, de
manière que, lors de la première édition de cet ouvrage, je ne l'avais
pas vue disparaître complétement, alors que dans un cas .... Bien en-
tendu qu'il n'est ici question que de la pleurésie grave, de celle qui est
accompagnée d'un épanchement plus ou moins considérable. M. Walshe
(*Diseases of the Lungs,* p. 465, 3ᵉ éd., 1860) partage la même opinion.
L'épanchement pleurétique intercurrent dans la phthisie est toujours
grave, dit-il, et plus loin, il ajoute : la guérison complète de cette pleurésie est très-rare. MM. Hérard et Cornil (*Phthisie pulmonaire,* p. 605,
1867) n'envisagent pas la pleurésie comme aussi grave que Louis et
M. Walshe. « Les pleurésies, écrivent-ils, sont susceptibles de guérison, en ce sens que l'épanchement se résorbe avec plus ou moins de fa-
cilité ; mais il n'est pas rare de le voir se reproduire au bout d'un
temps variable, ou bien il reste des fausses membranes épaisses qui
laissent dans le côté affecté une diminution considérable du murmure
vésiculaire avec matité persistante. »

Mon expérience personnelle me fait partager l'opinion de MM. Hérard et Cornil. La pleurésie abondante chez les tuberculeux est susceptible de guérison dans une proportion assez considérable, puisque j'ai
vu guérir 12 malades sur 18 cas de phthisie présentant des épanche-

ments pseudo-membraneux considérables dans une plèvre ; encore, sur les 6 malades qui ont succombé, la terminaison fatale n'a pas toujours été due à la pleurésie elle-même ; ainsi l'un des malades fut emporté par une fistule pleuro-bronchique et un hydrothorax survenu dans le cours de la phthisie. Un malade, chez lequel l'intensité de la dyspnée me fit pratiquer la thoracentèse, succomba 5 jours après l'opération aux suites d'une péritonite pseudo-membraneuse ; chez un troisième, l'inflammation du péritoine provoqua la mort dans le cours de la résorption de la pleurésie. Je me borne à signaler cette inflammation de la séreuse abdominale comme épiphénomène sans tuberculose locale, survenant dans le cours de la pleurésie des tuberculeux.

En défalquant ces trois observations pour les motifs que je viens d'indiquer, il ne me reste donc que trois malades sur quinze, qui ont succombé aux suites de la pleurésie. Parmi les trois malades, l'un était arrivé à l'Hôtel-Dieu, dans une prostration telle, que j'ai craint de le voir succomber en pratiquant la thoracentèse ; les deux autres ont succombé avant la résorption de l'épanchement de la plèvre. L'un d'eux atteint depuis plusieurs mois d'une entérite chronique ulcéreuse, dont les ulcérations furent trouvées en partie cicatrisées à l'autopsie, avait encore près de 750 grammes de liquide dans la plèvre, et un peu d'épanchement citrin dans le péritoine. L'autre malade qui a succombé présentait une des plèvres encore remplie à moitié de liquide, et une extension des tubercules au rein et à la rate.

Ces deux malades, qui ont succombé avant la résorption complète du liquide sont morts sans dyspnée exagérée, dans un état cachectique.

Deux fois seulement, j'ai dû faire une thoracentèse dans le cours d'une pleurésie tuberculeuse, le liquide ne se reproduisit pas chez les deux malades.

En pratiquant plus fréquemment la thoracentèse dans le cours de la maladie qui m'occupe aurai-je pu réduire le chiffre de la mortalité ? L'évacuation de la plèvre aurait-elle pu prévenir le développement et la généralisation des tubercules, c'est ce que j'examinerai plus loin.

J'ai parlé de la pleurésie purulente de toute la plèvre intercurrente dans la tuberculose ; j'ai pu, grâce à l'opération de l'empyème, prolonger considérablement la vie d'un de mes malades ; chez deux autres, une pleurésie d'abord générale se termina par une vomique et permit au malade de vivre plusieurs années.

Le premier fait a une importance réelle, en ce qu'il prouve qu'un épanchement purulent de la plèvre ouvert avec le bistouri, traité par la canule à demeure, et les injections irritantes dans la plèvre peut encore guérir. Je dois ajouter que chez ce malade deux fistules donnaient encore issue à une petite quantité de liquide provenant probablement d'une nécrose d'une côte. Les côtes, considérablement déformées, présentaient de très-beaux exemples d'ostéophytes, comme les a décrits M. Parise.

La guérison de la pleurésie chronique par l'ouverture de la plèvre dans les bronches n'a rien qui étonne, quand on songe que la guérison du pneumothorax tuberculeux n'est pas tellement rare, que chaque médecin d'hôpital dont la pratique a déjà quelque durée ne puisse en citer quelques exemples.

J'en ai observé également deux sur un total de vingt-quatre cas de pneumothorax tuberculeux, et de même, dans la plupart des faits publiés la guérison s'est opérée chez mes malades à la suite d'un accroissement lent du liquide intrapleural, qui se résorba ultérieurement.

Quelle est la durée de la résorption du liquide contenu dans la plèvre? Sur dix cas où cette appréciation a pu être faite d'une manière exacte, j'ai constaté que six fois sur dix, le temps nécessaire pour obtenir la résorption du liquide variait de trois à cinq semaines; que la guérison de l'épanchement pouvait encore s'effectuer au bout de deux mois, de deux mois et demi, et même d'un an, sans que cette persistance de l'épanchement dans la plèvre pendant une durée aussi prolongée, amenât la transformation de l'épanchement pseudomembraneux en liquide purulent, sans que la tuberculose pulmonaire subît pendant ce temps une aggravation marquée.

On pourrait se demander si la cure de ces épanchements n'aurait pas été plus prompte si j'avais pratiqué la thoracentèse. J'ai dit plus haut que je n'avais eu recours à l'évacuation du liquide que chez deux malades dont l'existence me paraissait en danger. Chez ces deux malades, il n'y eut aucune reproduction du liquide intrapleural, mais l'un succombait au bout de cinq jours, l'autre au bout de cinq mois.

La pleurésie, abondante chez les tuberculeux, se résorbe-t-elle plus ou moins vite que les épanchements abondants de la plèvre chez des individus exempts de diathèse tuberculeuse? J'ai analysé dix-huit cas de pleurésies, dites idiopathiques, occupant tout un côté du thorax, et j'ai constaté que la guérison paraissait plus rapide dans les cas d'épanchements idiopathiques, que dans ceux d'épanchement tuberculeux; ainsi dans douze cas sur dix-huit de pleurésie idiopathique la résorption était achevée dans l'espace de trois à six semaines chez six individus, de deux mois dans quatre cas, de deux mois et demi dans un, et de quatre mois dans un seul.

Cette statistique ne repose, il est vrai, que sur un nombre de faits assez restreint; elle appelle donc de nouvelles recherches, mais elle me semble préférable à une simple affirmation résultant d'une impression plus ou moins vague.

La tuberculose pulmonaire semble donc ralentir la résorption du liquide épanché dans une plèvre; j'ai cherché à le prouver dans les cas où la quantité de liquide est considérable. Cette proposition est vraie également, quand la quantité de liquide est beaucoup moindre, qu'elle n'occupe que la moitié ou le tiers de la cavité thoracique; ainsi chez un tuberculeux l'épanchement existait encore au bout de six mois, d'un an et même d'un an et demi, et cependant je constatai à l'examen du cadavre, que cette pleurésie n'était pas enkystée.

On sait que les kystes pseudomembraneux de la plèvre peuvent avoir une durée beaucoup plus longue et rester latents, sans influence apparente sur la santé de l'individu chez lesquels on les rencontre après la mort.

L'influence des épanchements abondants de la plèvre sur la marche ultérieure de la tuberculose pulmonaire a donné lieu récemment à une discussion à l'Académie de Médecine de Paris. Plusieurs des membres de la savante compagnie ont discuté cette influence, surtout au point de vue de l'opportunité de la thoracentèse; cependant on a abordé également la question que je considère comme primordiale. Quelle est, en dehors de la thoracentèse, l'influence, chez les tuberculeux, des épanchements abondants de la plèvre sur la marche ultérieure de la tuberculose pulmonaire? La deuxième question serait : la soustraction rapide du liquide intrapleural exerce-t-elle sur l'évolution ultérieure de la tuberculose pulmonaire une influence favorable ou fâcheuse?

M. Béhier (*Bulletin de l'Acad. de Méd.,* 1872, p. 322) considère la présence prolongée de l'épanchement comme une chose grave, même pour les malades qui sont sous l'imminence d'une manifestation, qui sont prédisposés à la phthisie. «La pleurésie de longue durée, dit-il, entretient une phlegmasie au pourtour du poumon, dont elle gêne les fonctions au profit des développements tuberculeux possibles chez tant de sujets. »

M. Pidoux (*Ibid.,* p. 338) professe une opinion contraire. Pour lui, l'épanchement retarde l'évolution tuberculeuse. Dans les phthisies, dit-il, que Laennec appelait irrégulières, tant que l'épanchement existe, la diathèse générale reste stationnaire; si l'épanchement disparaît rapidement, l'affection primitive reprend sa marche avec plus de violence que jamais. MM. Hérard et Cornil (*Phthisie pulm.,* p. 324, 1866) sont encore plus affirmatifs. « L'épanchement de la plèvre, suivant ces auteurs, loin de hâter la marche de cette maladie, comme semblent le croire quelques observateurs, nous paraît au contraire de nature à enrayer son développement par suite de la compression à laquelle est soumis le poumon, et de la moindre vascularité de l'organe qui en est la conséquence.

Comme on le voit, chaque auteur a envisagé la question à un point de vue un peu différent. Je laisse de côté l'opinion qui fait de la présence de la pleurésie une cause d'appel pour les tubercules, c'était l'opinion de Trousseau, comme celle de M. Béhier ; cette opinion est du reste fort ancienne, et déjà Bayle (*Recherches sur la phthisie*, p. 69) la mentionnait. « On doit encore remarquer, dit-il, qu'il ne faut pas attribuer le principe de la phthisie à certaines maladies, qui, sans avoir déterminé la dégénérescence tuberculeuse, hâtent sa marche ou deviennent mortelles, par suite d'une autre altération préexistante dans les poumons ; et il cite les fièvres éruptives, la péripneumonie, la *pleurésie* et le catarrhe pulmonaire. » Comme on l'a fait remarquer très-justement, cette question de la préexistence de la tuberculose ou de la pleurésie est souvent très-difficile à résoudre ; comme elle ne rentre pas dans mon sujet d'étude, je la néglige à dessein.

La tuberculose préexiste, l'épanchement pleurétique survient ; pendant la durée de la pleurésie, la tuberculose s'arrête ; il y a antagonisme entre les deux lésions, suivant M. Pidoux ; il y a, par suite de la compression du poumon, un obstacle à la production de la tuberculose de ce côté. Quelle que soit l'explication que l'on donne de ce phénomène, il m'a paru, comme aux autres observateurs, que pendant la durée de la pleurésie abondante, la tuberculose fait peu de progrès.

Il est même remarquable que la durée de l'épanchement ne semble pas toujours, à beaucoup près, une circonstance fâcheuse.

J'ai dit, au commencement de ce travail, que j'avais constaté la guérison d'un épanchement abondant de la plèvre chez douze tuberculeux. J'ai pu suivre huit de ces malades pendant un temps prolongé ; tous ont succombé : un malade, cinq mois après la guérison de sa pleurésie ; un après un an ; un après deux ans ; trois après trois ans ; deux au bout de six ans, et un au bout de sept ans. La durée moyenne de la vie de ces malades a été de trois ans et demi après la guérison de l'épanchement. Il faut faire remarquer en outre, que six malades ont vécu plus de trois ans, et trois de six mois à deux ans.

Il faut toutefois noter que l'analyse numérique rapportée ici doit subir un correctif. J'ai dit que j'avais pu suivre huit de mes douze malades guéris d'une pleurésie abondante consécutive à une tuberculisation pulmonaire ; on peut se demander si les six autres malades, ou au moins presque tous ces malades, qui ne se sont pas présentés de nouveau dans ma division, n'ont pas succombé rapidement. Il n'en reste pas moins constaté qu'un épanchement abondant de la plèvre, guéri plus ou moins rapidement, ne provoque pas toujours une évolution rapide de la tuberculose.

La cause de la mort fut, chez quatre individus, les progrès de la tuberculose pulmonaire ; chez deux, de nouveaux accidents du côté de la plèvre, une fois une pleurésie hémorrhagique du côté opposé à celui primitivement atteint ; chez un autre, un pneumothorax développé du côté primitivement atteint, et cela deux ans après la première attaque. Un malade fut enlevé par une méningite tuberculeuse ; enfin un malade dont la tuberculose n'avait pas cessé de progresser, offrit les signes d'une affection valvulaire du cœur. L'examen du cadavre démontra en effet l'existence d'une endocardite valvulaire assez récente.

Une malade, traitée pour une pleurésie abondante au début d'une tuberculose, est rentrée dans ma division d'hôpital sept ans après l'affection de la plèvre. La tuberculose pulmonaire avait continué son évolution sans accidents graves, et la lésion qui se présentait au moment de la phlegmasie pleurale, sous la forme de tubercules crus, était arrivée après sept ans, à la période d'excavations.

La nature purulente de l'épanchement de la plèvre n'entraîne pas toujours une évolution ultérieure rapide de la tuberculose pulmonaire. J'ai dit plus haut que j'avais constaté trois fois cette qualité du liquide intrapleural chez des malades. L'un d'eux, dont il a été question plus haut, atteint d'une pleurésie purulente droite avec tuberculose, dut subir l'opération de l'empyème. L'opération fut pratiquée avec le bistouri. Des injections iodées, alcooliques et ultérieurement avec une solution de nitrate d'argent, amenèrent l'adhérence des deux feuillets de la plèvre ; il ne restait plus, au bout de cinq mois, que deux fistules, donnant issue à une suppuration provoquée par une ostéite costale. Le malade succomba, au bout de sept mois, dans la cachexie. L'autopsie démontra l'existence d'une tuberculisation pulmonaire miliaire, peu étendue, limitée au tiers inférieur du poumon droit, une caverne et des tubercules ramollis au sommet du poumon gauche. L'affaiblisse-ment consécutif à la suppuration prolongée de la plèvre a peut-être été, dans ce cas, une cause de mort aussi importante que l'affaiblisse-ment provoqué par l'évolution de la tuberculose.

L'observation d'un autre malade, que j'ai pu suivre pendant six ans, vient à l'appui de ces hypothèses. En voici le résumé : Un homme de 44 ans, présentant des signes de tubercules au sommet de chaque poumon, est atteint d'une pleurésie suppurée gauche. Cet empyème circonscrit s'ouvre dans les bronches par une vomique abondante. L'orifice de communication avec les bronches était assez large pour que le malade pût, en se couchant sur le ventre et inclinant la tête en bas, faire écouler par la bouche le pus de l'empyème. Ce malade fut admis cinq fois dans ma division d'hôpital pendant six ans, pour des recrudescences de la vomique, dont le pus devenait fréquemment fétide. La tuberculose restait par contre en apparence stationnaire. La mort fut provoquée par un sphacèle de la partie moyenne et antérieure du poumon droit. L'examen du cadavre prouva que la pleurésie était guérie. Le poumon du côté droit ne présentait que des tubercules miliaires. Le poumon gauche était creusé d'une grande caverne entourée de quelques tubercules, les uns ramollis, les autres caséeux.

Dans ces deux observations, la pleurésie purulente a donc tenu la place principale parmi les causes des symptômes morbides; je crois que l'on peut y voir la preuve qu'une inflammation de la plèvre, lors même qu'elle est de nature purulente, n'accélère pas toujours l'évolution de la tuberculose pulmonaire.

J'ai cité l'opinion professée par quelques confrères, que l'action mécanique compressive de l'épanchement sur le poumon empêchait ou du moins gênait le développement des tubercules dans son intérieur. Je crois cette opinion fondée. Mais quand l'épanchement a disparu, que les deux feuillets de la plèvre sont maintenus en contact par des adhérences celluleuses, la tuberculose prend-elle une marche plus rapide ? L'analyse de mes observations ne semble pas le démontrer. Tous mes malades qui ont succombé, au bout de quelques années, présentaient des lésions que l'on peut résumer ainsi : les uns offraient des lésions tuberculeuses plus étendues, des cavernes plus nombreuses du côté de l'épanchement que du côté opposé : c'était le plus grand nombre des cas; d'autres malades avaient des lésions presque analogues dans les deux poumons : c'étaient, en général, les individus qui avaient vécu le moins longtemps après la guérison de l'épanchement.

L'ensemble de ces faits me semble une nouvelle preuve de cette proposition que la pleurésie abondante ne provoque pas une accélération de l'évolution tuberculeuse.

CONCLUSIONS

1º Dans le cours de la tuberculose pulmonaire, la plèvre peut être remplie par un épanchement.

2º Cet épanchement est le plus souvent pseudomembraneux; il peut être séreux, purulent, hémorrhagique.

3º Les pleurésies qui occupent toute une plèvre sont plus souvent de nature tuberculeuse qu'idiopathiques.

4º Les malades qui succombent pendant la période d'état de ces épanchements, présentent fréquemment des cavernes, des tubercules en partie arrêtés ou crétacés; en un mot, les lésions d'une tuberculose régressive appartenant surtout à la phthisie irrégulière. Plus rarement la tuberculose est double et ramollie : enfin il est plus rare encore de ne rencontrer que des tubercules miliaires.

5° La tuberculose n'est pas plus étendue et plus avancée du côté de l'épanchement, souvent même elle l'est moins que du côté opposé.

6° La pleurésie abondante de la plèvre ne provoque pas le plus souvent la mort par son abondance.

7° Quelques malades succombent, avant la résolution complète de l'épanchement, dans un état cachectique.

8° Les deux tiers des malades atteints de pleurésie abondante dans le cours de la tuberculose pulmonaire, guérissent de l'épanchement de la plèvre.

9° La guérison de l'épanchement est, en général, plus lente que chez les individus non tuberculeux.

10° La pleurésie purulente chez les tuberculeux est susceptible de guérison.

11° L'épanchement abondant de la plèvre n'accélère pas le plus souvent le développement de la tuberculose pulmonaire ; il ne provoque pas, en général, une évolution plus rapide de la tuberculose dans le poumon du côté de l'épanchement que du côté opposé.

12° La pleurésie purulente semble ne pas accélérer le développement de la tuberculose du poumon.

Nantes. — Imp. Vincent Forest et Émile Grimaud, place du Commerce, 4.

ASSOCIATION FRANÇAISE
POUR L'AVANCEMENT DES SCIENCES

EXTRAIT DES STATUTS ET RÈGLEMENT
VOTÉS PAR L'ASSEMBLÉE GÉNÉRALE DU 27 AOUT 1874.

STATUTS.

Art. 4. — L'Association se compose de membres fondateurs et de membres ordinaires : les uns et les autres sont admis, sur léur demande, par le Conseil.

Art. 5. — Sont membres fondateurs les personnes qui auront souscrit à une époque quelconque une ou plusieurs parts du capital social : ces parts sont de 500 francs.

Art. 7. — Tous les membres jouissent des mêmes droits. Toutefois les noms des membres fondateurs figurent perpétuellement en tête des listes alphabétiques, et les membres reçoivent gratuitement pendant toute leur vie autant d'exemplaires des publications de l'Association qu'ils ont souscrit de parts du capital social.

RÈGLEMENT.

Art. 1er. — Le taux de la cotisation annuelle des membres non fondateurs est fixé à 20 francs.

Art. 2. — Tout membre a le droit de racheter ses cotisations à venir en versant une fois pour toutes la somme de 200 francs. Il devient ainsi membre à vie.

La liste alphabétique des membres à vie est publiée en tête de chaque volume, immédiatement après la liste des membres fondateurs.

Les souscriptions sont reçues :

Au Secrétariat, 76, rue de Rennes;

Chez M. Masson, *trésorier*, 17, place de l'École de Médecine.

Les souscriptions des membres fondateurs peuvent être versées en une seule fois, ou en deux versements de chacun 250 francs.

Nantes. — Imp. Vincent Forest et Emile Grimaud, place du Commerce, 4.